ESSAI

SUR LA

PARALYSIE DIPHTHÉRITIQUE

DU NERF PNEUMOGASTRIQUE

PAR

Louis-Emile GULAT,

Docteur en médecine de la Faculté de Paris,
Externe des hôpitaux de Paris,
Membre de la Société zoologique de France.

PARIS

A. PARENT IMPRIMEUR DE LA FACULTÉ DE MÉDECINE
A. DAVY, successeur.
31 RUE MONSIEUR-LE-PRINCE, 31

1881

ESSAI

SUR LA

PARALYSIE DIPHTHÉRITIQUE

DU NERF PNEUMOGASTRIQUE

PAR

Louis-Emile GULAT,

Docteur en médecine de la Faculté de Paris,
Externe des hôpitaux de Paris,
Membre de la Société zoologique de France.

PARIS

A. PARENT IMPRIMEUR DE LA FACULTÉ DE MÉDECINE

A. DAVY, successeur.

31 RUE MONSIEUR-LE-PRINCE, 31

1881

A MES PARENTS

A MON FRERE

A MES AMIS

ESSAI

SUR LA

PARALYSIE DIPHTHÉRITIQUE

DU

NERF PNEUMOGASTRIQUE

INTRODUCTION.

Au décours de la diphthérie, pendant la convalescence, on observe assez souvent un ensemble de symptômes qui peuvent se résumer de la manière suivante : petitesse et irrégularité du pouls et du cœur, douleurs abdominales vives, dyspnée intense sans signes physiques appréciables du côté des voies respiratoires. Ce syndrôme a été interprété d'une façon extrêmement variable par les auteurs : les uns l'ont attribué à une lésion du bulbe, conséquence d'une altération médullaire ascendante ; d'autres en ont fait les symptômes d'une thrombose cardiaque, de caillots qui se formeraient pendant la vie ; quelques-uns enfin les ont décrits sous le nom de paralysie cardio-pulmonaire, sans lésion anatomique reconnue.

Le but de ce modeste travail est de démontrer qu'aucune de ces hypothèses n'est applicable à la réalité des faits et peut-être même, en y regardant de près, à aucune des observations citées par ces auteurs eux-mêmes. Dans le cours de notre thèse, en effet, nous chercherons à prouver que la paralysie du nerf pneumogastrique, avec ses divisions broncho-pulmonaires, cardiaques et abdominales, peut seul satisfaire l'esprit et donner une explication rationnelle des signes constatés. Il est juste d'ajouter que, si la presque unanimité des auteurs ont complètement négligé cette interprétation physiologique, Duchenne (de Boulogne) seul a laissé entrevoir, en résumant une observation consignée dans le Traité de l'électrisation localisée (2° édition), que l'on serait peut-être obligé d'arriver un jour à pareille conclusion. Nous espérons que les observations et les données relatées dans notre travail inaugural seront conformes aux prévisions de ce grand physiologiste et seront pour ainsi dire un hommage rendu à sa mémoire.

Notre travail sera distribué de la manière suivante : dans un premier chapitre, nous exposerons, en résumé, tous les travaux antérieurs qui ont été publiés sur cette complication de la diphthérie, quelle que soit l'explication que les auteurs aient admise. Dans le deuxième chapitre, nous donnerons la description clinique, aussi complète et aussi précise que possible, du syndrome que nous étudions. Nous ajouterons un certain nombre d'observations inédites recueillies dans plusieurs services de l'hôpital Trousseau. Nous ferons remarquer en passant que ces observations sont loin d'être rares, qu'elles deviennent de plus en plus abondantes, depuis que l'attention du corps médical a été appelée sur ces faits intéressants. On verra de la sorte qu'elles ne diffèrent que par des points de détail absolument insignifiants et que leur mode d'apparition, leur symptomatologie et leur marche sont presque constamment identiques. Nous sommes obligé de constater cependant que, dans les faits publiés par plusieurs auteurs (Duchenne, de Boulogne, fait exception), un point spécial diffère de nos données, c'est la fréquence du pouls. Nous donnerons, en temps et lieu, l'explication de cette divergence symptomatique.

Dans le troisième chapitre, nous étudierons longuement la physiologie pathologique de cette portion de la paralysie diphthéritique, passant en revue toutes les opinions émises par les auteurs qui se sont occupés de la question.

Dans ce même chapitre, nous publierons les rares données anatomiques qui se rapportent à notre sujet d'étude, et qui sont, il faut bien le dire, presque insignifiantes.

Enfin, nous terminerons en formulant nos conclusions, suivant lesquelles les morts subites ou très rapides, dans le cours d'une paralysie diphthéritique du voile du palais, sont la conséquence de la paralysie diphthéritique du nerf de la dixième paire.

C'est pour cela que nous avons choisi comme titre de notre thèse inaugurale le titre de « *paralysie diphthéritique du nerf pneumogastrique.* »

Avant de développer la partie clinique et la partie physiologique de ce travail, nous croyons qu'il est absolument indispensable de remettre, en quelques lignes, sous les yeux de nos lecteurs la distribution des branches du pneumogastrique, ainsi que leurs fonctions physiologiques. Mais auparavant qu'il nous soit permis de remercier M. Suss, interne des hôpitaux, qui a bien voulu, avec l'autorisation de son maître M. Bergeron, médecin de l'hôpital Trousseau, nous communiquer trois observations inédites, et nous donner d'utiles conseils.

QUELQUES MOTS D'ANATOMIE
ET DE PHYSIOLOGIE.

Trajet. — Distribution, fonctions du nerf vague. — Le nerf pneumogastrique s'étend du sillon latéral du bulbe au poumon, au cœur, à l'estomac et au foie. Son origine apparente se trouve au-dessus de celle du spinal, au-dessous de celle du glosso-pharyngien. Son origine réelle se trouve représentée par deux noyaux, un sensitif et un moteur, qui se rencontrent sur le plancher du quatrième ventricule, au-dessous des deux noyaux homologues du glosso-pharyngien. Dès que les filets qui le composent sont sortis du bulbe, ils se réunissent pour former un cordon aplati, et se dirigent en dehors et en haut pour franchir le trou déchiré postérieur, entre la neuvième paire qui est en avant, et la onzième paire qui est en arrière.

Sa distribution permet de le subdiviser en trois portions : portion cervicale, thoracique, abdominale. La portion cervicale commence au trou déchiré postérieur, dans l'intérieur duquel elle présente le ganglion jugulaire recevant les anastomoses du facial, du glosso-pharyngien et du spinal. Un peu plus bas, il se renfle pour former le plexus gangliforme où se jettent la branche interne du spinal, des rameaux de l'hypoglosse, du grand sympathique, et les anastomoses des branches antérienres des deux premières paires cervicales. Au-dessous de ce ganglion, le nerf vague descend verticalement jusqu'à la racine du cou, entre la carotide interne et la veine jugulaire externe au devant des muscles prévertébraux.

A ce niveau, le pneumogastrique droit croise l'artère et la veine sous-clavière, passant entre ces deux organes ; le gauche descend entre la carotide primitive et la sous-clavière du côté gauche pour passer en avant de la crosse de l'aorte ; le nerf du côté droit se place ensuite entre la trachée et l'œsophage, pour pénétrer avec lui dans la cavité abdominale par l'orifice œsophagien du diaphragme ; le gauche passe en arrière de la bronche du même côté pour se mettre à la partie antérieure de l'œsophage, et passer dans cette portion du trou œsophagien. Dans la partie moyenne de la portion thoracique, le pneumogastrique droit et gauche s'envoient un grand nombre d'anastomoses qui concourent à former le plexus pulmonaire, et par les rameaux qu'ils reçoivent du grand sympathique forment le plexus cardiaque.

Le pneumogastrique gauche arrivé dans la cavité abdominale se termine en grande partie sur la face antérieure de l'estomac ; mais un certain nombre de ses branches, cheminant dans l'épiploon gastro-hépatique, gagnent le sillon transverse du foie pour se terminer dans ce viscère. Le pneumogastrique droit fournit peu de rameaux à l'estomac, et aborde le ganglion semi-lunaire droit en dedans, tandis qu'en dehors du même renflement aboutit le grand splanchnique branche du grand sympathique. Ces deux nerfs forment, par leur embouchure avec le ganglion, l'anse mémorable de Wrisberg.

Le pneumogastrique préside aux trois plus grandes fonctions de l'économie, la respiration, la circulation et la digestion. Par sa branche pharyngienne, il est le moteur de la déglutition, et sa section amène une grande gêne de cette fonction. Le nerf vague préside également aux mouvements de l'estomac, qui sont complètement anéantis par la section du nerf. Lorsqu'on examine, en effet, les aliments qui ont séjourné dans l'estomac d'un animal chez lequel on a sectionné la dixième paire, on voit que la plus grande partie du bol n'a pas été imbibée par le suc gastrique. On a également constaté qu'à la suite de ces sections le suc gastrique avait à peine la réaction acide. M. Pincus a démontré en sectionnant le pneumogastrique dans sa partie thoracique que le suc gastrique devenait alcalin et que la muqueuse se congestionnait.

Lorsqu'on sectionne les pneumogastriques d'un animal, les mouvements du cœur deviennent moins énergiques en même temps qu'ils augmentent de fréquence. De nombreuses expériences ont d'ailleurs établi que le pneumogastrique est le nerf modérateur du cœur.

Lorsque le pneumogastrique d'un animal a été sectionné, il survient une dyspnée intense. Si l'on ne coupe qu'un seul nerf, on n'observe qu'une simple gêne de la respiration et une altération du timbre de la voix. Signalons cependant un fait observé par plusieurs expérimentateurs, c'est que, peu après la section des nerfs vagues, les mouvements respiratoires perdent de leur fréquence. Ils ajoutent que dans ces cas ils ont constamment observé à l'autopsie de l'œdème pulmonaire à un degré plus ou moins avancé. Cette dernière donnée de la physiologie expérimentale est en contradiction formelle avec l'observation clinique et ce par deux points : le premier, c'est qu'à l'hôpital on n'observe jamais de congestion pulmonaire sans dyspnée ; le second, c'est qu'à l'autopsie des enfants morts par paralysie diphthéritique du pneumogastrique, on n'observe pas de congestion pulmonaire. Nous reviendrons plus tard sur ce point intéressant. Un fait sur lequel tous les physiologistes sont d'accord, c'est que l'action du pneumogastrique est absolument réflexe, et que, si l'on sectionne ce nerf l'excitation du bout périphérique ne donne lieu à aucun phénomène particulier, tandis que l'excitation du bout central donne les mêmes résultats que l'excitation du nerf laissé indemne.

HISTORIQUE (1).

Les premiers travaux relatifs à la mort subite dans la diphthérie datent de 1842. Il paraît que c'est Werner, de Linz, qui a attiré le premier l'attention sur ces redoutables accidents. Depuis cette époque, d'assez nombreux auteurs ont traité la question, et, au point de vue théorique, on peut distinguer trois opinions principales : la première est celle dite des thromboses cardiaques, elle a pour principaux défenseurs Werner, Richardson, Beau, Gerlier, Beverley Robinson ; la seconde admet des altérations cardiaques, endocardite et myocardite. Ses apôtres sont : Bridger John (on Diphtheria. In Med. Times, août 1864), Bouchut et Labadie-Lagrave. Enfin, la dernière, généralement admise aujourd'hui, c'est la paralysie cardiaque, la maladie venant atteindre le cœur comme elle frappe le voile du palais. Ses partisans sont : Bailly, Magne, Sanné, Landouzy et tous ceux qui dans ces derniers temps se sont occupés de la paralysie diphthéritique. Nous allons mettre en relief le plus succinctement possible les travaux produits dans ces trois écoles.

En 1842, le Dr Werner, de Linz, publie une remarqua-

(1) Pour tous renseignements sur les travaux cités dans notre thèse, consulter l'index bibliographique placé à la fin.

ble observation dans la *Gazette des hôpitaux* de cette ville ;
dans l'autopsie qu'il pratiqua, il trouva des caillots adhé-
rents dans les cavités gauches du cœur présentant tous les
caractères des caillots *ante mortem*. C'est ce point qui le
frappa et auquel il dut attribuer la mort subite. Dix ans
après, Winkler (Die Blutkumpen dann der hautiger Braune
Wien 1852) publie une brochure contenant trois observations analogues.

Pendant que ces travaux paraissent en Autriche, Richardson et Barry, en Angleterre, s'occupent également de
la question. Le premier fait remarquer la fréquence rela-
tive des caillots dans le cœur droit des diphthéritiques et
décrit les différences symptomatiques entre l'asphyxie par
le cœur et l'asphyxie par le poumon. Le second se contente
de rappeler trois observations de caillots trouvés dans les
cavités droites. Quelques années plus tard, 1864, Meigs, en
Amérique, publie également trois observations de morts
subites survenues dans les mêmes conditions. On trouve
dans les deux cavités du cœur des caillots présentant tous
les caractères qui permettent d'affirmer qu'ils ne sont pas
cadavériques.

En France, la première observation est celle de Beau
publiée dans la *Gazette des hopitaux* de 1858. Il attribue la
mort subite à la thrombose cardiaque, mais il est juste de
dire qu'il n'a pas fait d'autopsie. Le premier mémoire
sérieux sur ce sujet est la thèse inaugurale de Gerlier,
parue en 1866. Elle est édifiée sur des données fournies
par Beau, Bergeron et Meigs. Il s'appuie également sur les
expériences du vétérinaire Poullet sur la production artifi-
cielle de thrombose cardiaque chez le cheval.

L'observation de M. Bergeron, en 1862, a un intérêt particulier en ce que c'est la première mort subite attribuée à
la thrombose cardiaque chez deux enfants trachéoto-

misés avec succès. Gerlier fait également remarquer
avec une certaine apparence de raison, que les auteurs sur
lesquels il s'appuie ont publié leurs observations à peu
près à la même époque, sans s'être concertés et sans connaître leurs travaux réciproques, pour arriver cependant
à des conclusions absolument identiques.

Beverley Robinson s'appuyant sur les auteurs français
et surtout sur les auteurs américains Smith, Thompson,
Rollo et ceux déjà cités, a fait une thèse remarquable à
différents points de vue, en 1872. Quoique nous soyons
obligé de revenir sur l'idée de ce médecin, une chose nous
a frappé, c'est que, partisan de la thrombose cardiaque,
comme cause de mort subite, il l'a décrite dans la période
d'état du croup, tandis que la mort subite est un accident
de la convalescence. Il émet également une opinion qui
paraîtra monstrueuse à tous les médecins d'enfants, c'est
que l'on ait fait beaucoup de trachéotomies en confondant
les accidents des caillots cardiaques avec ceux de la diphthérie laryngée. D'ailleurs, voici ses conclusions qui ont
une certaine importance, puisqu'elles nous donnent le
résumé des preuves sur lesquelles s'appuient les partisans
de la thrombose cardiaque :

1° Que la thrombose cardiaque est une complication
assez fréquente de la diphthérie ;

2° Que les coagulum fibrineux, élastiques, entortillés
entre les valvules, ou qui adhèrent intimement aux parois
du cœur, se forment avant la mort ;

3° Qu'ils se développent souvent en dehors de l'agonie,
chez des enfants qui sont loin d'être arrivés à l'extrême
faiblesse ; car on les a reconnus plusieurs fois quand l'en
ant paraissait en convalescence, alors que tout faisait
prévoir une guérison prochaine ;

4° Qu'ils peuvent donner lieu à des symptômes très graves qui peuvent en faire soupçonner la présence ;

5° Que le diagnostic de ces concrétions a de l'importance au double point de vue du pronostic et du traitement puisque d'une part leur existence dans le cours de la diphthérie rend la terminaison fatale, presque certaine, et que d'autre part elle rend inutile au moins dans quelques cas l'opération de la trachéotomie ;

6° Que les caillots polypiformes sont fréquemment la cause de l'état grave dans lequel se trouve le malade et non le résultat de cet état lui-même ;

7° Que la mort peut survenir d'une manière subite immédiatement après le début des accidents, ou bien après un état d'anxiété, d'angoisse plus ou moins long.

Nous arrivons maintenant à la théorie de l'endocardite diphthéritique. Cette théorie n'est en somme qu'une variété de la première. Elle nous vient d'outre-Manche ; c'est Bridger John, en 1864, qui l'inventa. C'est sans doute lui qui a inspiré les travaux consécutifs de MM. Bouchut et Labadie-Lagrave. Suivant eux, une des causes principales de thrombose cardiaque serait l'endocardite diphthéritique. Cette inflammation pourrait encore, avoir une autre conséquence redoutable, l'embolie pulmonaire. Bridger, qui a soigné plus de 3,000 cas de diphthérie, a souvent rencontré comme complication de cette maladie la pleurésie, la péritonite et l'endocardite. Il a eu la chance, peut-être unique, d'observer 101 cas d'endocardite diphthéritique.

M. Labadie-Lagrave a fait, en deux ans, trois travaux relatifs à la question qui nous occupe. Le premier est une communication faite, en commun avec Bouchut, à l'Académie des sciences, en 1872. Dans ce travail, ils déclarent

avoir trouvé 22 fois sur 40 l'endocardite végétante aiguë.
Dans sa thèse inaugurale l'année suivante, M. Lagrave
s'appuyant sur 22 autopsies, soutient que l'endocardite aiguë de la valvule mitrale est la règle dans la diphthérie. MM. Bouchut et Labadie-Lagrave font également
intervenir l'endocardite comme cause possible d'embolie
pulmonaire, par conséquent de mort rapide par asphyxie.
Ce serait encore là une des causes de mort dans les observations dont nous nous occupons. Nous ne pouvons quitter
la théorie de l'endocardite sans signaler le remarquable
Mémoire de M. Parrot, et la thèse de son élève, Beau-Ver-
deney, en 1874, qui ont combattu avec le plus grand talent
les conclusions de MM. Bouchut et Lagrave, et ont cherché à démontrer que ces auteurs ont décrit comme endocardite des maladies qui n'ont rien de commun avec
elle.

La troisième théorie est celle qui admet une paralysie
cardiaque, analogue à la paralysie du voile du palais, à la
paralysie des membres. En présence des données, soit
variables, soit négatives, de l'anatomie pathologique (car
peu d'histologistes même admettent les conclusions du
travail de Déjérine), les partisans de la théorie paralytique ont donné à cette hypothèse le nom de paralysie bulbaire. Le premier médecin qui s'est occupé de cette variété
de paralysie, c'est Peraté, en 1858. C'est aussi lui qui a le
mieux observé cliniquement cette complication. Ses observations ressemblent, en grande partie, aux nôtres, mais malheureusement il s'est contenté de les mettre dans sa
thèse inaugurale sans en tirer aucune conclusion. Ce qui
l'a empêché d'en déduire, ce sont précisément certains
symptômes essentiels qui lui ont échappé et qui nous ont
mis sur la voie de l'explication logique de la mort subite
dans la convalescence de la diphthérie. Le Dr Billard, en

1865, a, lui aussi, observé ces signes, à un degré moindre, c'est vrai, mais sur sa propre personne. Il les décrit longuement et nous donnerons plus loin, à titre de document, la relation de sa maladie telle que nous l'avons trouvée consignée. Il n'a pas hésité à mettre de côté toute idée de thrombose cardiaque et d'endocardite végétante aiguë pour admettre la paralysie cardiaque.

Un des plus grands médecins du siècle, auquel les détails échappaient rarement quand il examinait un malade, et qui savait expliquer les faits qu'il observait avec une rare sagacité (nous avons nommé Duchenne, de Boulogne), tout en admettant la paralysie cardiaque, a conclu qu'il y avait quelque chose de plus, et, en présence de la paralysie pulmonaire concomitante, en fit remonter l'origine au bulbe, et proposa de l'appeler *paralysie bulbaire diphthéritique*. Déjà, en 1861, Gubler, dans un Mémoire à la Société de biologie, avait signalé la paralysie des nerfs vagues. Dans sa thèse inaugurale, en 1872, Bailly se contente d'exposer ses convictions en faveur de la théorie de la paralysie cardiaque, en s'appuyant surtout sur les observations de Peraté.

Dans sa thèse d'agrégation sur la paralysie bulbaire (1875), Hallopeau, après avoir cité les travaux de Gubler et de Duchenne, classe les complications qui font le sujet de notre étude dans les paralysies bulbaires sans lésions déterminées.

M. Sanné, dans son traité si complet sur la diphthérie, traité d'autant plus intéressant qu'il a été fait avec les notes de son beau-père et maître Barthez, après avoir passé en revue toutes les opinions émises à cet égard, et réfuté énergiquement ces arguments en faveur de la thrombose cardiaque et de l'endocardite, se montre partisan absolu de la paralysie cardiaque.

M. Révilliod, de Genève (1878), reconnaît qu'une des causes de mort les plus fréquentes chez les trachéotomisés est un trouble d'innervation de l'appareil pulmonaire qui ne serait que l'extension des paralysies qui s'observent dans d'autres régions, et se traduit par la dyspnée expiratoire, l'anesthésie de la trachée et les désordres nutritifs des poumons. Après avoir donné le tableau symptomatique sur lequel nous reviendrons, il conclut que la mort, tout en ayant lieu par le poumon, provient moins d'un processus inflammatoire proprement dit que d'une paralysies du nerf vague et en particulier des rameaux qui se terminent dans les muscles de Reissessen. Nous discuterons, dans un prochain chapitre, les idées émises par M. Revilliod ; nous nous contenterons de faire observer pour le moment qu'il est le seul à soutenir que ces accidents sont une des causes de mort les plus fréquentes à la suite de la trachéotomie. Tout le monde sait, au contraire, qu'ils surviennent le plus souvent à la suite d'une angine, à moins d'accepter l'idée de M. Landouzy (Th. d'agrégation, 1880), à savoir que la broncho-pneumonie si fréquente à la suite de la trachéotomie, serait aussi un signe de la paralysie du pneumogastrique.

SYMPTOMATOLOGIE ET DIAGNOSTIC.

Nous allons étudier dans ce chapitre l'ensemble des symptômes tels qu'ils résultent non seulement des observations présentées par les malades dont nous publions le résumé de la maladie, mais encore de celles assez nom-

Gulat.

breuses qui ont été rapportées par différents auteurs dans
dans ces vingt dernières années. La plupart des médecins
qui ont écrit sur ce sujet sont d'avis que la complication
dont il s'agit ici est foudroyante, ou au moins qu'elle évolue en général dans un temps qui varie entre quelques
heures et deux jours au maximum. L'ensemble de nos données personnelles concorde avec cette opinion, mais une
observation que nous publions en détail prouve qu'il n'en
est pas toujours de même. Ce point nous oblige à reconnaître deux formes cliniques à la paralysie diphthéritique du
pneumogastrique : l'une, de beaucoup la plus habituelle,
évoluant très rapidement ; l'autre, subaiguë, pouvant du-
rer plusieurs semaines. Cette dernière, comme nous l'ex-
pliquerons plus tard, présente une importance considérable au point de vue de la physiologie pathologique. Un premier fait frappant et qui n'a été jusqu'à présent controuvé
par aucune observation authentique, c'est que la paralysie
du pneumogastrique est toujours consécutive à d'autres paralysies. Quelques auteurs, qui prétendent que la mort
subite dans la diphthérie est d'origine cardiaque, disent
bien qu'il y a des cas où l'on a observé des paralysies du
cœur d'emblée, mais la vérité sur ce point, c'est qu'ils n'ont
pas cité ces cas-là, et nous attendons toujours qu'on les
publie. Cette erreur vient de ce fait que la paralysie du
pneumogastrique peut se présenter à la suite d'une paralysie du voile du palais la plus légère, et alors même que
cette dernière est à peu près guérie ; mais, dans aucune
observation bien étudiée, les paralysies antérieures à celle
du pneumogastrique n'ont fait défaut.

La complication que nous étudions est-elle fréquente ?
Depuis deux ans l'observation dans les services d'enfants
dans les hôpitaux nous autorise à répondre affirmative-
ment. Ainsi, sur quatorze enfants atteints de paralysie

diphthéritique pendant les premiers mois de l'année 1881,
cinq sont morts de paralysie du pneumogastrique. Si leur
nombre n'a pas été plus considérable antérieurement, c'est
que l'attention des chefs de service n'était pas particuliè-
ment éveillée de ce côté. Ainsi, sans pouvoir donner des
chiffres approximatifs, nous avançons que cette complication est assez fréquente.

Le premier symptôme qu'on observe, et cela d'une façon
assez constante, n'a été jusqu'à présent signalé par aucun
auteur : ce sont les douleurs abdominales. En effet, chaque
fois que, sans diarrhée ni aucune autre cause analogue, les
enfants atteints de paralysie du voile du palais se plaignent
de coliques violentes, on doit redouter l'approche d'accidents graves. Ces douleurs peuvent être plus ou moins
fortes, mais en général elles sont atroces. Les enfants se
tordent dans leur lit, absolument comme les malades
atteints de coliques néphrétiques ou de coliques hépatiques.
Elles ont ceci de particulier, c'est qu'elles ne sont pas loca-
lisées sur tel ou tel organe ; elles semblent plus vives au
niveau de la région épigastrique et rayonnent vers le foie
et les hypochondres.

En même temps apparaît un autre symptôme beaucoup
moins constant, et sur lequel tous les auteurs ont également glissé sans s'y arrêter, ce sont les vomissements.
Quand on les observe, ils apparaissent, d'habitude, dès la
première heure. Ce sont toujours des vomissements alimentaires, et, alors même qu'ils surviennent quelques
heures après le repas, les aliments sont rendus sans être
aucunement digérés. Ils n'ont pas d'autre caractère particulier et ne présentent aucune mauvaise odeur.

Dès la première heure aussi se montre un signe tellement frappant qu'il n'a pu échapper à aucun observateur,
c'est la pâleur de la face et des muqueuses. Cette pâleur

est tout à fait caractéristique, et rappelle exactement la couleur de la cire vierge. Les muqueuses, surtout celles de la face postérieure des lèvres, des gencives, des conjonctives sont d'une couleur blanc bleuâtre, teinte intermédiaire entre la cyanose et l'anémie. Il semble que cette coloration soit due aux changements de caractères du sang, décrits par tous les auteurs, chez tous les enfants qui meurent brusquement dans le cours de la paralysie diphthéritique. Ce changement de teinte de la peau et des muqueuses, si apparent à la face, existe également sur le reste du corps. A côté de ces signes, pour ainsi dire prémonitoires apparaissent les symptômes principaux de la paralysie du pneumogastrique, symptômes de deux ordres absolument distincts, symptômes cardiaques d'une part, pulmonaires de l'autre.

Quand les accidents ont été observés dès le début, il est assez fréquent de remarquer le ralentissement du pouls. Dans quelques cas on voit le nombre de pulsations descendre jusqu'à cinquante et même au-dessous ; mais hâtons-nous d'ajouter que ce fait est absolument passager et qu'une excessive accélération ne tarde pas à succéder à la lenteur primitive. Il n'est pas rare alors de voir le pouls aller jusqu'à 160, et quelquefois même 180 pulsations par minute. A ce moment on n'observe plus jamais d'irrégularités, soit en raison de la vitesse elle-même, soit en raison de l'addition d'un autre phénomène à peu près constant, c'est à dire la petitesse des pulsations et la surdité des bruits du cœur. Ce dernier signe peut quelquefois induire en erreur les observateurs non prévenus et faire croire à des complications cardiaques qu'on ne retrouve jamais à l'autopsie. Dans aucun cas sur le vivant nous n'avons constaté de bruit anormal à l'auscultation du cœur. Les troubles de la circulation s'accompagnent de cet état particulier mal défini, et surtout très difficile à définir, qui porte le nom d'angoisse précordiale. Il n'y a pas de véritable couleur dans la région du cœur, mais une sorte de sensation d'oppression, de tension portée à son maximum dans les accès d'angine de poitrine. Ce signe particulier s'accompagne d'une fixité des globes oculaires qui donne aux malades, enfants ou adultes, un aspect dont on se souvient toujours. Ce tableau sera plus complet lorsqu'on aura vu s'y ajouter les symptômes pulmonaires.

Ajoutons que les accidents cardio-vasculaires ne vont pas toujours aussi loin, et que, dans les cas qui se terminent par la guérison, on peut n'observer que l'irrégularité et la lenteur du cœur et par conséquent du pouls. C'est ainsi que nous nous expliquons que la plupart des médecins aient cru que c'était là le véritable accident cardio-vasculaire dans la mort subite chez les diphthéritiques. Plusieurs fois nous avons essayé de prendre le tracé sphygmographique sans pouvoir reproduire rien de bien net.

Les accidents thoraciques consistent uniquement en une dyspnée violente, accompagnée parfois d'irrégularité des mouvements respiratoires. Ils sont presque toujours consécutifs aux accidents cardiaques; ce fait n'est pourtant pas absolu et, dans une de nos observations, on verra qu'ils peuvent se présenter les premiers et dominer la scène, de telle sorte que, dans certaines circonstances, on observerait des accidents pneumo-cardiaques par opposition aux complications cardio-pulmonaires qui sont la règle. L'observation dont nous voulons parler est précisément la seule où nous ayons constaté la paralysie du pneumogastrique consécutivement à la trachéotomie. Toutes les autres se sont montrées dans le cours d'une paralysie du voile du palais née d'angine.

Dans ce cas il n'y a aucune relation entre la gravité des

accidents du côté du pharynx et les complications qui amènent la mort subite. Il n'y a en pas davantage entre elles et la gravité des accidents paralytiques, tant du côté du voile du palais que du côté des membres. Quant au moment de leur apparition, il varie suivant les cas. Parfois on les observe alors que la paralysie du voile du palais est en pleine évolution, d'autre fois, et c'est le cas de beaucoup le plus fréquent, elles surviennent quand les symptômes se sont fortement amendés, que tout fait espérer une guérison rapide, et que le malade paraît complètement hors de danger.

Pour ce qui est de la dyspnée, elle est variable ; néanmoins le nombre des mouvements respiratoires par minute est d'habitude supérieur à 60, quelquefois beaucoup plus, et, de loin, les malades présentent l'aspect des gens qui auraient une affection grave des voies respiratoires, avec dilatation permanente des ailes du nez, telle qu'on la voit surtout chez les enfants atteints de broncho-pneumonie. Aussi est-on fort étonné à l'auscultation et à la percussion de ne trouver que des caractères absolument négatifs. Quelques auteurs, à la vérité, et entre autres M. Revilliod, de Genève, prétendent avoir trouvé des râles nombreux disséminés dans les deux poumons. Nous avons toujours constaté le murmure vésiculaire normal. L'opinion de M. Revilliod, disons-le de suite, quoique nous soyons obligé de revenir sur ce point plus tard, ne doit pas nous étonner, puisqu'il soutient avoir constaté toujours ces morts subites à la suite de la trachéotomie, en quoi son opinion est diamétralement opposée aux faits par nous observés. Nous nous empressons d'ajouter que notre avis serait moins fort devant les idées de M Révilliod et autres, si nous ne pouvions nous appuyer sur des autorités considérables, entre autres celle de Beau. En effet, dans l'observation d'un élève des hôpitaux mort subitement dans le décours d'une angine diphthéritique, huit jours après la disparition des accidents primordiaux, ce professeur éminent a parfaitement constaté que le murmure vésiculaire était pur et même exagéré dans les deux poumons.

Il y a certainement là, entre l'opinion de Beau (qui est la nôtre) et celle de Révilliod, Landouzy, etc., une confusion de faits que nous chercherons à expliquer. D'ailleurs un petit détail qui prouve qu'il n'y a pas d'altérations fonctionnelles véritables dans les poumons, c'est qu'on n'observe pas de tirage abdominal, signe ordinaire des désordres graves de cet organe.

Il n'y a pas non plus de dépression des espaces intercostaux ni des creux sus-claviculaires que l'on rencontre dans les affections thoraciques proprement dites. Tous les autres signes accessoires des affections des voies respiratoires manquent également, tant chez les enfants que chez les adultes. Il n'y a, en effet, ni toux ni expectoration.

Dans quelques cas seulement on observe une respiration irrégulière tout en restant dyspnéique. On a même signalé les phénomènes de la respiration dite de Cheyne-Stockes.

L'ensemble des symptômes cardiaques et pulmonaires met les malades dans un état d'agitation extrême. Ils se retournent constamment dans leur lit, et, quand ce sont des enfants, ils cherchent toujours à se lever. Dans un cas même nous avons observé des convulsions précédant immédiatement la mort. Ce dernier signe qui existait chez un enfant a pu faire supposer un instant que tous les troubles constatés chez lui étaient peut-être dus à de l'urémie, mais l'examen des urines fait à plusieurs reprises, 'tant chez lui que chez nos autres malades, a constamment démontré l'absence de toute trace d'albumine, et l'autopsie n'a jamais révélé aucune altération des reins.

A côté de ces symptômes essentiels viennent s'en grouper d'autres qui sont en grande partie la conséquence des premiers : d'abord la parole et la voix sont complètement éteintes, souvent le timbre de ce qui en reste aux malades ressemble à celui du croup. C'est à peine si l'on entend et si l'on comprend les réponses que font les malades. D'emblée il semble que cette extinction de la voix soit le produit d'une véritable paralysie laryngée.

Ce qui est remarquable, c'est que l'intelligence est absolument intacte : il n'en faut pour toute preuve que les observations des Drs Billard et G. Marchant qui ont noté les moindres détails de leur maladie avec la plus grande précision.

Tous ces phénomènes sont plus ou moins graves suivant les individus : tantôt tout se borne à quelques palpitations avec un peu de ralentissement et d'irrégularité du pouls et du cœur, accidents fugaces et qui se produisent plusieurs fois d'une façon intermittente à quelques jours de distance, puis tout rentre dans l'ordre ; tantôt, au contraire, et c'est malheureusement la règle générale, les accidents dyspnéiques se manifestent d'emblée avec une intensité extraordinaire ; le pouls devient fréquent dès le début, la situation s'aggrave d'heure en heure malgré les efforts thérapeutiques et la mort arrive très brusquement, le plus souvent dans une syncope. On voit donc que la maladie a une marche progressive et rapidement fatale. Sa durée dépasse rarement quarante-huit heures.

La maladie évolue constamment sans aucun mouvement fébrile ; jamais non plus on n'a constaté d'hypothermie ; sauf les vomissements, les voies digestives ne présentent rien d'anormal. Dans l'état où ils se trouvent, les malades refusent toute alimentation, même liquide.

Le tableau que nous venons de présenter se rapporte à la forme ordinaire, rapide, qui résulte du plus grand nombre d'observations. L'autre forme, ou forme lente, nous semble beaucoup plus remarquable, quoique nous n'en ayons jusqu'à présent observé qu'un seul cas. Il nous paraît d'autant plus intéressant qu'il ne peut nullement trouver son explication dans la théorie de la thrombose cardiaque. Les symptômes cardio-pulmonaires ont d'emblée présenté le caractère d'une intensité certainement au-dessus de la moyenne, et, quoique la complication soit arrivée chez un petit garçon trachéotomisé, elle s'est montrée environ quinze jours après l'opération, dans le cours de la paralysie du voile du palais Elle a duré plus de deux semaines. Du côté des voies circulatoires, toujours accélération du cœur; le pouls n'est pas un seul instant descendu au-dessus de 140. Du côté des poumons, dyspnée continue sans le moindre râle dans la poitrine, mais aussi sans que le malade put se passer, même pendant une demi-heure, de sa canule. Jamais de réaction fébrile, jamais d'albumine dans les urines.

Au bout de deux semaines, avons-nous dit, l'absence de toute alimentation amena une faiblesse de plus en plus marquée et finalement la mort.

Tous les autres symptômes, pâleur de la face, angoisse précordiale, douleurs et vomissements prémonitoires, ont été les mêmes que dans la forme rapide. On voit que, quelle que soit la forme, la mort est la terminaison habituelle de la paralysie diphthéritique du pneumogastrique. La guérison n'arrive que chez ceux qui, d'emblée, ne présentent que des symptômes très bénins et surtout cardiaques.

De l'ensemble de tous les symptômes que nous avons

décrits, il résulte que le diagnostic de la paralysie diphthéritique du pneumogastrique est chose toujours très facile,
même au début de la complication. Un chapitre de diagnostic est donc tout à fait superflu. Nous n'allons pas
toutefois jusqu'à soutenir que toute erreur est impossible
et nous examinerons très succintement les causes de cette
erreur si elle se présente.

Les douleurs et les vomissements du début ne devront
jamais, chez les enfants, faire croire un seul instant, soit à
une colique hépatique, soit à une colique néphrétique. En
effet, la lithiase biliaire est à peu près inconnue dans les
quinze premières années de la vie ; quant à la lithiase néphrétique, outre qu'elle est d'une rareté extraordinaire
chez les enfants, le siège des douleurs qu'elle provoque,
leurs irradiations dans les organes génito-urinaires, ne
peuvent les faire confondre avec celles de la paralysie du
pneumogastrique. D'ailleurs, même chez les adultes, elles
n'arrivent pas avec la même spontanéité, et sont toujours
précédées de modifications particulières des urines, surtout
par la présence de sédiment et des graviers. En un mot le caractère spécial des douleurs qui annoncent la paralysie
dont il est question ici, c'est qu'elles ne s'irradient pas en
dehors de la cavité abdominale.

Les symptômes cardiaques, irrégularité des battements
du cœur et angoisse précordiale, ne pourraient amener
qu'une confusion, c'est la croyance à l'angine de poitrine.
Dans les premières années de la vie, cette maladie n'existe
pas ; chez les adultes, l'angine de poitrine n'arrive d'habitude pas au même âge que la diphthérie. En outre la douleur produite par cette affection cardiaque est extrêmement vive et, de plus, s'irradie dans le membre supérieur
gauche ; elle procède par accès de peu de durée. Néanmoins
nous sommes obligé d'admettre que, chez les personnes

d'un certain âge, 35 à 50 ans, l'erreur pourrait à la rigueur
être commise, ou bien si on manquait absolument de renseignements sur les antécédents du malade, ou bien si,
dans la paralysie de la dixième paire, les symptômes cardiaques prédominaient sur les symptômes pulmonaires.

Dans les cas où les symptômes pulmonaires sont très
accusés, on est porté tout naturellement à rechercher l'exis-
tenue d'affections du poumon. La constatation des caractères
absolument négatifs de l'auscultation permettra difficilement des erreurs de diagnostic. Cependant dans des cas
exceptionnels, on pourrait constater quelques râles, soit
disséminés, soit localisés dans une des deux bases, sans
avoir pour cela affaire à une affection caractérisée du poumon. De là à soutenir que les maladies des voies respiratoires venant compliquer la diphthérie sont la conséquence
d'une altération du pneumogastrique, il n'y a qu'un pas.
C'est sans doute ce qui a donné lieu à pareille hypothèse
dans une récente thèse d'agrégation.

La dyspnée sans signes pulmonaires,.qui est la règle
dans les cas que nous avons vus, doit faire songer aussi à
la forme dyspnéique de l'urémie. Il ne faut donc jamais
oublier d'examiner les urines de ces malades ; dans le cas
ou il y aurait de l'albuminurie, ce diagnostic pourrait être
difficile et rester indécis. L'incertitude serait encore plus
grande, si, comme dans une de nos observation, à la dyspnée sans signes stéthoscopiques s'ajoutent encore des convulsions.

Dans le même cas, d'après la prédominance des symptômes pulmonaires de la paralysie, on pourrait songer, quand
on est appelé sans avoir suivi le malade, à des accès
d'asthme, d'autant plus que cette affection existe encore
assez souvent chez les enfants qui en sont atteints par voie
héréditaire. Mais l'erreur ne saurait être de longue durée

si l'on a soin de se renseigner sur les antécédents des malades qui révéleront les accès antérieurs. D'ailleurs les accès d'asthme ne durent jamais aussi longtemps que les symptômes cardio-pulmonaires d'origine diphthéritique.

Citons, pour mémoire, le cas suivant signalé par Duplessis, dans sa thèse inaugurale en 1863. Un enfant, atteint de paralysie diphthéritique du voile du palais et du pharynx, fut pris tout à coup de suffocation. A l'autopsie on trouva le bol alimentaire qui avait pénétré dans la bronche gauche. Il suffit d'ajouter, pour prévenir une erreur, qu'on observe dans ces cas une cyanose considérable de la face et des extrémités.

Un dernier point à signaler c'est que les malades, à la suite de l'angine, pendant la période de paralysie. alors qu'on les croit guéris de la diphthérie, peuvent être pris de tous les symptômes du croup. La confusion sera évitée facilement par la présence du tirage, des accès de suffocation intermittents, et surtout par l'auscultation qui démontre l'insuffisance ou même la suppression de l'air dans les alvéoles pulmonaires. Quelquefois même le rejet de fausses membranes dissipera toute espèce d'incertitude.

Nous allons donner maintenant, avec autant de détails que possible, les observations qui nous ont été fournies à l'hôpital Trousseau, ainsi que les observations que nous avons trouvées dans les auteurs qui se sont occupés de cette question. Nous allons suivre l'ordre chronologique en signalant toutefois en premier celles qui se sont terminées par la guérison.

Observation I. — Angine couenneuse ; paralysie consécutive.

Observation du Dr Billard prise sur lui-même, (résumée) par
le Dr F. de Ranse (*Gazette médicale de Paris*, 1865).

Appelé à donner ses soins à une enfant de 10 ans atteinte d'angine
couenneuse, M. Billard, déjà indisposé depuis une quinzaine de jours,
contracte la maladie. La période aiguë n'offre rien de particulier, l'angine est relativement assez bénigne et la production de fausses membranes cède, en une quinzaine de jours, au traitement généralement
usité en pareil cas. Cependant le malade n'a pu prendre la moindre
alimentation, ce qui, d'après lui, l'a prédisposé aux accidents paralytiques dont il a été atteint. Ces accidents débutent par le voile du palais qui cesse d'être contractile ; la déglutition est difficile, néanmoins
les aliments ne sont point rejetés par le nez ; la voix est un peu nasonnée. La faiblesse est grande, la marche difficile.

Le 4 juillet 1862, de quinze à dix-huit jours après le début de l'affection, M. Billard peut partir pour la campagne ; il y reste jusqu'au
14 sans observer de modifications dans son état. Il revient à Paris, et à
partir de ce moment se développent successivement, alternant les uns
avec les autres ou se compliquant réciproquement, les autres phénomènes de paralysie.

C'est la face qui est d'abord atteinte ; elle devient immobile et sans
la moindre expression ; en même temps troubles divers du côté des
sens ; perte de la sensibilité tactile aux lèvres et à la moitié antérieure
du palais et de la langue, dégustation profondément modifiée ; paralysie des muscles moteurs de l'œil, d'où diplopie constante ; sensation
étrange des oreilles ressemblant à celle de deux corps étrangers, mais
sans altération de l'ouïe ; paralysie du muscle occipito-frontal.

« Pour se faire une idée exacte de la nature de la paralysie diphthéritique, dit M. Billard, on doit la comparer à un *aura*, un souffle
annihilateur de la puissance musculaire ; chaque muscle qui subissait
son action perdait dans quelques heures la plus grande partie de sa
contractilité.

La paralysie du voile du palais augmente ; la voix devient de plus
en plus voilée et très peu intelligible ; la déglutition est plus difficile ;
les boissons sont rejetées par les fosses nasales ou pénètrent dans les
voies respiratoires ; le malade doit boire au chalumeau. La paralysie
atteint la région diaphragmatique, la vessie, le rectum, puis semble
rétrograder et attaque les muscles du larynx et ceux de la poitrine ;
aphasie complète, expectoration difficile ; accès de dyspnée dont l'un a

été excessivement intense. Vers le 1ᵉʳ septembre, la paralysie se loca-
lise dans les membres ; sensibilité de la peau amoindrie, mais non dis-
parue; abolition des mouvements ; sensation de vibrations parcourant
les membres dans le sens des cordons nerveux, s'étendant jusqu'aux extrémités des doigts et des orteils. Légère infiltration des membres inférieurs.
La paralysie attaque de nouveau, mais d'une façon passagère, les muscles
de la poitrine et produit encore des accès de suffocation moins intense
que la première fois. L'état des membres s'améliore sous l'influence de
massages répétés et d'une alimentation reconstituante ; le retour de la
sensibilité et du mouvement est marqué par des transpirations pro-
fuses des bras et des jambes assez abondantes pour mouiller les draps
en très peu de temps et y laisser l'empreinte des membres.

A ce moment M. Billard éprouve des palpitations cardiaques avec
intermittences dans les battements ; il suppose que l'*aura* paralytique
a atteint le cœur lui-même. Ce symptôme, qui ne laisse pas que de le
préoccuper vivement, disparait peu à peu. En même temps l'urine qui
était fortement albumineuse ne précipite plus ni par la chaleur, ni par
l'acide nitrique; les sueurs diminuent, les forces reviennent ; enfin la
santé se rétablit complètement dans les derniers jours du mois d'oc-
tobre.

La médication suivie par M. Billard ne lui a pas été d'une
grande utilité, l'électricité n'a produit aucun bon effet ;
son application a été douloureuse et l'on a dû y renoncer ;
les bains de Barèges et de Pennès n'ont pas eu plus d'effica-
cité. Un régime essentiellement tonique est le moyen qui
ait le plus contribué à son rétablissement.

Après avoir décrit l'affection dont il a été atteint,
M. Billard a recherché dans les auteurs ce qui a été écrit sur
la paralysie consécutive à l'angine diphthérique, à certaines autres maladies graves, telles que la dysentérie, la
fièvre typhoïde, etc. Nous ne saurions entrer ici dans de
longs détails sur les considérations remplies d'intérêt auxquelles l'a conduit cette étude; il les résume lui-même à
la fin de son travail dans les termes suivants :

« 1° L'angine couenneuse est essentiellement conta-
gieuse.

« 2° Une angine couenneuse très peu intense peut être suivie des accidents paralytiques les plus graves.

« 3° Une angine très légère peut donner naissance à une angine des plus graves dans ses conséquences.

« 4° On ne peut contracter cette affection sans être prédisposé aux maladies contagieuses par un état de malaise antérieur qui constitue la prédisposition.

« 5° Dans le traitement, les cautérisations au nitrate d'argent sont préférables par leur action plus rapide et surtout moins douloureuse.

« 6° On donne improprement le nom de paralysie aux troubles du système nerveux sensitivo-moteurs consécutifs.

« 7° La sensibilité et la motilité sont à peu prés également atteintes.

« 8° C'est une modification du système nerveux essentiellement mobile, qu'on peut comparer à un *aura* qui agit tantòt sur un organe, tantòt sur un autre, et dont la migration reste jusqu'ici inexplicable dans ses causes et dans ses effets.

« 9° D'après l'examen d'observations semblables dans des maladies variées, les mèmes phénomènes, dits paralytiques, se sont produits ; ils ne sont donc pas propres à l'angine couenneuse, mais la conséquence de l'anémie dont les malades sont atteints, du moins comme cause la plus active.

« 10° Il y a une période croissante d'état et de déclin, et, d'après ma propre expérience, les moyens employés contre ces accidents, sont de nul effet ; l'illusion a dù se produire sur l'action de tel ou tel moyen parce qu'on en a fait usage à la période de retour.

« 11° Le seul moyen efficace est la réparation alimentaire. »

Cette observation, à côté de détails nombreux qui ne nous intéressent pas pour notre travail, tire une valeur particulière de la qualité de médecin de celui qui en est l'objet. Nous ne voulons en retenir que les faits suivants : ° Que son angine était bénigne ; 2° que les accidents syncopaux ne se sont manifestés qu'au moment où la paralysie du voile du palais était en pleine voie de guérison ; 3° que chez lui ces accidents ont eu peu de gravité et que l'électrisation de la région cardiaque, loin de le soulager, n'a fait qu'aggraver sa situation, au moins d'après ce qu'il nous déclare lui-même ; 4° et c'est là le fait qui nous semble capital, que chez lui les accidents ont été purement cardiaques, sans la moindre dyspnée et sans aucun autre trouble respiratoire.

Nous avons annoncé au début de notre travail que nous avions, en faveur de notre théorie, l'autorité considérable d'un illustre physiologiste. Nous allons justifier notre assertion en rapportant ici le sommaire d'une observation rédigée par Duchenne de Boulogne lui-même. Nous ferons suivre ce résumé des réflexions que l'auteur fait un peu plus loin au point de vue de la physiologie pathologique et du traitement.

OBSERVATION II. — Désordres graves de l'innervation cardiaque et de l'expiration par intoxication diphthérique.

Angine couenneuse envahissant une vaste surface chez une dame âgée de 21 ans ; intoxication diphthérique produisant, le 16ᵉ jour, une paralysie du pharynx et du voile du palais, et vers le 27ᵉ jour, après une fausse couche de trois mois et demi, d'autres phénomènes paralytiques, symptomatiques d'une lésion du bulbe, à savoir : 1° troubles graves de la circulation cardiaque, propres à la paralysie du nerf vague, et qui ont été dissipés par la faradisation cutanée légère de la région précordiale ; 2° deux jours après, diplopie temporaire (pendant une heure), suivie immédiatement de la paralysie hémiplégique de la sensibilité et de la motilité du côté gauche qui a été guérie en une heure par la faradisation cutanée des régions envahies par la paralysie ; 3° deux à trois heures après, retour des troubles fonctionnels graves de la circulation cardiaque, guéris de nouveau après deux jours de faradisation cutanée, pratiquée jour et nuit à des intervalles assez rapprochés sur la région précordiale ; 4° troubles fonctionnels graves de la respiration, symptomatiques de la paralysie des muscles, expirateurs intrinsèques (muscles bronchiques de Reissessen), en d'autres termes, de la paralysie du poumon, dissipée momentanément (pendant une demi-heure à une heure) et à différentes reprises par la faradisation cutanée de la face dorsale du thorax ; 5° enfin formation d'écume bronchique par faiblesse ou paralysie de l'expiration ; mort le 38° jour à deux heures du matin.

Ces quelques lignes suffiraient, à la rigueur, pour montrer l'analogie complète qui existe entre les observations de Duchenne et les nôtres ; mais nous tenons à rapporter ici les phénomènes morbides qui le frappèrent le plus chez sa malade : « Face extrêmement pâle, lèvres décolorées, léger refroidissement du nez et des extrémités, anxiété précordiale avec étouffement ; respiration un peu haletante, bien que le rhythme des mouvements respiratoires fût normal et qu'il n'y eût ni paralysie du diaphragme, ni emphysème, ni râles ; petitesse et fréquence extrême du pouls (136 à 140 puls.) avec une irrégularité et une intermittence telle qu'il arrivait que sept à huit pulsations manquaient successivement ; à l'auscultation du cœur, impossible de reconnaître le rhythme de ses claquements valvulaires ; je n'entendais qu'une succession de petits bruits sourds, inégaux les plus désordonnés ; pas d'augmentation de température annonçant un état fébrile. Il existait en outre une paralysie du voile du palais et du pharynx bien antérieure aux accidents graves pour lesquels j'avais été appelé à intervenir. »

« Ainsi donc on voit, dit plus loin Duchenne, au mo-

Gulat.   3

ment où la convalescence d'une angine diphthéritique semble commencer, lorsque la paralysie du voile du palais
est presque guérie, survenir des troubles cardiaques graves (vitesse extrême, intermittences et même suspension
des battements du pouls et arrêt du cœur, syncopes),
comme lorsque le pneumo-gastrique est paralysé. L'excitation électro-cutanée de la région précordiale (excitation
réflexogène de l'origine du nerf vague) triomphe rapidement chaque fois des crises qui reviennent fréquemment
pendant plusieurs jours menacer la vie du sujet. Nous le
croyions sauvé, lorsque trois jours après survient tout à
coup une paralysie de la sixième paire qui dura environ
une heure, puis une paralysie du mouvement et de la sensibilité de tout un côté du corps, durant également peu de
temps ; puis retour pendant plusieurs jours des troubles
cardiaques contre lesquels je lutte incessamment avec succès, avec la même excitation précordiale réflexogène ;
enfin, malheureusement, paralysie des expirateurs intrinsèques annonçant la lésion d'un autre point central du
bulbe (sans doute le noyau du spinal) et qui asphyxie la
malade épuisée. »

OBSERVATION III.

On trouvera cette observation détaillée dans la thèse de
Landouzy : nous n'en détachons que ce qui nous intéresse
particulièrement.

G. Marchant, alors interne des hôpitaux, est atteint de diphthérie
le 12 mai 1878. Les accidents se localisèrent dans la gorge sous la
forme d'une angine qui laissa à sa suite une légère paralysie du voile
du palais.

Vers le 16 jour les urines sont examinées, et on constata une quantité notable d'albumine, 12 à 14 grammes d'albumine par litre.

L'état général était bon. C'est à cette époque qu'on fit changer le malade d'air (il était logé à l'hôpital). Pendant cette période (huit jours environ après la constatation de la néphrite, dix-neuf à vingt jours après le début des accidents), le malade un soir vers 4 heures, à la suite d'un effort pour aller à la garde-robe (constipation occasionnée par la diète lactée), fut pris d'une douleur extrêmement vive dans la région précordiale.

Cette douleur était pongitive, et s'irradia bientôt du côté du scapulum du même côté (angle inférieur) et dans l'épaule et le bras gauches.

Simultanément les battements du cœur diminuèrent de fréquence. Le pouls de 84 (normal) tomba à 42. Un sentiment d'oppression, des frissons, des horripilations, des sueurs froides se montrèrent. Le malade eut des envies de vomir et rejeta une certaine quantité de liquide stomacal. Le malade fut mis dans son lit. Le décubitus sur la région précordiale, la pression profonde semblèrent calmer la douleur. Après une heure et demie de durée, les phénomènes douloureux disparurent. Le malade, ayant perdu presque connaissance, s'endormit et se réveilla couvert de sueur après trois ou quatre heures de sommeil, ne conservant de la crise qu'un sentiment profond de fatigue.

Effrayé par ces phénomènes, M. Brouardel, M. Stakler, interne des hôpitaux, auscultèrent avec beaucoup de soin et ne trouvèrent rien d'anormal dans les bruits du cœur. Le pouls conservait encore le lendemain un peu d'irrégularité.

Trois jours après et à la même heure, presque, apparaissent les mêmes phénomènes qui se déroulaient avec le même ordre. Le malade croyait à des accès intermittents. M. Brouardel mit en cause l'estomac, crut devoir attribuer ces troubles fonctionnels à une irritation stomacale, à une crise gastrique mettant en jeu le pneumogastrique.

Une troisième et dernière crise se montra, fut moindre que les précédentes, au point de vue de l'intensité des symptômes et de la sensation d'abattement. Jamais on ne constata une lésion cardiaque.

Ces faits se passent de commentaires, ce sont les symptômes de l'excitation du pneumogastrique n'étant pas allés jusqu'à la paralysie.

Les observations suivantes ont été prises avec le plus grand soin et dans leurs plus petits détails, non pas que les auteurs veuillent se prévaloir de ce fait, mais parce que plusieurs cas antérieurs avaient appelé leur attention sur ce point et leur avaient suggéré l'idée d'approfondir la question.

Observation IV. — Angine diphthéritique de moyenne intensité; paralysie du voile du palais légère; paralysie du pneumogastrique; mort.

Le 3 décembre 1880, le nommé Félix D..., âgé de 9 ans, est entré dans le pavillon Bretonneau, réservé aux malades atteints de diphthérie et faisant partie à ce moment du service de M. Bergeron. C'était un enfant scrofuleux, ayant eu la gourme, d'après le dire de ses parents. Quoiqu'il ait toujours été malingre, il n'a jamais eu aucune fièvre éruptive ni aucune autre maladie sérieuse. Depuis plusieurs jours son appétit était presque complètement supprimé; il avait de la fièvre, de l'agitation, mais ce n'est qu'aujourd'hui, 3 décembre, qu'il se plaignit de mal de gorge. Un médecin appelé constata la diphthérie et le fit conduire à l'hôpital Trousseau, où on le trouve dans l'état suivant : dès l'abord on remarque de l'empâtement des deux régions sous-maxillaires, et, par la pression, on perçoit des ganglions tuméfiés et très douloureux. La bouche entr'ouverte laisse écouler la salive en abondance. En examinant le fond de la gorge, on peut voir les deux amygdales tapissées de fausses membranes grisâtres, irrégulières et assez adhérentes ; la luette est intacte ainsi que le voile du palais.

Pas d'albumine dans les urines ; fièvre modérée; pas d'appétit.

On prescrit des lavages d'eau phéniquée au 1/500ᵉ à pratiquer, plusieurs fois par jour, dans le pharynx et une potion avec 30 grammes de rhum.

6 décembre. — Les symptômes locaux se sont fortement amendés ; il n'y a plus de fausses membranes, les ganglions sont presque indolents et l'empâtement est en grande partie dissipé. Mais déjà le malade commence à nasonner, et une partie des liquides ingérés revient par le nez.

Le malade n'a plus aucune force pour souffler, et l'examen du voile du palais permet de constater nettement la paralysie de cet organe.

Les urines examinées pour la seconde fois ne renferment pas trace d'albumine.

10 décembre. La paralysie paraît stationnaire, cependant il s'y est ajouté un nouveau signe de peu d'intensité : c'est un certain défaut d'accommodation avec dilatation des pupilles et un léger degré de strabisme convergent.

Dans la nuit du 12 au 13 décembre, vers minuit, il est pris brusquement de coliques très vives sans diarrhée. L'interne de garde appelé en toute hâte put alors examiner avec soin les accidents qui se produisirent. Les douleurs abdominales ne présentaient pas de siège bien précis ; cependant elles existaient dans la partie de l'abdomen située au-dessus de l'ombilic, dans la région occupée par l'estomac et les deux lobes du foie. Elles étaient profondes, et la pression sur les parois du ventre ne les augmentait pas sensiblement. Au bout d'une demi-heure, il fut pris de vomissements et rendit ses aliments. Les vomissements présentaient ce caractère frappant, à savoir, que les aliments qui avaient été ingérés à 4 heures du soir n'étaient nullement digérés. A ce moment le malade était très agité, refusant absolument de rester couvert, et cherchant à se lever de son lit. Sa figure d'une excessive pâleur exprime une grande anxiété ; les ailes du nez sont fortement dilatées et l'enfant est en proie à une dyspnée très intense. Les battements du cœur sont précipités, et le pouls bat 152 fois par minute.

13 décembre. A la visite, l'état du malade n'a pas varié ; la dyspnée est toujours la même, et l'examen minutieux de la poitrine permet de constater que dans tous les points des deux poumons le murmure vésiculaire est pur et ample. Les battements du cœur sont tumultueux, le pouls petit, filiforme à 164. Temp. R. 37°,9.

Traitement. — On prescrit l'électrisation du pneumogastrique avec un pôle sur le cœur, l'autre sur la partie cervicale du pneumogastrique. L'état du malade ne s'améliore pas, et il meurt en syncope à 6 heures du soir.

L'autopsie pratiquée 24 heures après la mort révèle des caillots noirs sans adhérence dans les deux oreillettes ; le muscle cardiaque est absolument normal et on ne peut voir aucune altération de l'endocarde. L'encéphale est simplement congestionné à la base. mais on ne remarque rien de particulier du côté des méninges.

Les reins, le poumon, le foie et tous les autres organes sont absolument sains.

On voit donc qu'à la suite d'une angine assez sérieuse et d'une paralysie modérée du voile du palais, notre malade a été pris subitement de tous les symptômes qu'on a pu lire dans notre symptomatologie. Il a succombé au bout de dix-huit heures, malgré plusieurs séances d'électrisation du pneumogastrique. Il est à regretter seulement que le nerf vague et le bulbe n'aient pas été examinés au point de vue histologique. En somme, on peut dire que cette observation est absolument typique.

OBSERVATION V. — Angine diphthéritique très légère ; paralysie peu intense du voile du palais ; paralysie du pneumogastrique au bout de 9 heures.

Léontine L..., âgée de 6 ans, est entrée au pavillon Bretonneau, le 2 juin 1880, au lit n° 5. Cette petite fille robuste, de bonne constitution, a été vaccinée une seule fois et avec succès. D'après les renseignements fournis par sa mère, elle n'aurait eu aucune maladie antérieure.

Il y a deux jours elle fut prise de mal de gorge, de fièvre, d'inappétence. Le médecin qui fut appelé déclara qu'elle était atteinte d'angine couenneuse et lui prescrivit un vomitif.

Le lendemain, ne voyant pas d'amélioration, il l'envoya à l'hôpital Trousseau.

2 juin. On la trouve assise sur son lit, mais sans gaité ; en examinant sa gorge, on aperçoit, à la face interne des amygdales, deux petites plaques grisâtres, peu épaisses, se détachant assez facilement. Le voile du palais et les piliers du pharynx sont rouges. Il n'y a pas d'empâtement dans la région sous-maxillaire, mais, de chaque côté, on trouve des ganglions moyennement tuméfiés et sensibles au toucher. La température est à 39° dans le rectum.

On prescrit une potion avec 3 gram. de chlorate de potasse et des badigeonnages au jus de citron.

Le 5. A la suite de l'application de ce traitement, les fausses membranes ont complètement disparu. La température est revenue à la normale ; l'enfant demande à manger ; les ganglions sous-maxillaires sont encore tuméfiés, mais absolument indolents.

Le 10. Depuis hier les liquides reviennent en grande partie par le nez ; la voix est nasonnée ; l'enfant ne peut plus souffler. Quand on examine le voile du palais, on le trouve flasque et vertical. On prescrit l'électrisation de la partie paralysée pendant dix minutes, chaque matin, en mettant un des pôles sur la région parotidienne et l'autre sur le voile.

Le 12 La situation n'a pas changé ; on continue la faradisation.

Le 15. La paralysie est en pleine voie d'amélioration ; l'enfant avale très bien ; seule, la voix est encore nasillarde.

Le **16.** Ce matin à 9 heures, pendant la visite, l'enfant se plaint de coliques violentes siégeant dans toute la partie sus-ombilicale de l'abdomen ; elles ne présentent aucune irradiation ni vers le bas-ventre ni vers le thorax. Elles semblent être légèrement soulagées par la pression sur les parois abdominales, et ne sont nullement accompagnées, de diarrhée.

L'enfant est en proie à une vive agitation, et, à de certains moments elle est prise de véritables convulsions. Elle vomit, tel qu'elle l'a pris, du chocolat qu'on lui a donné à 7 heures du matin. Au bout d'une demi-heure, elle est un peu plus calme, assise sur son lit, en proie à une dyspnée des plus violentes. L'auscultation démontre que le murmure vésiculaire est pur et sans mélange d'aucun bruit anormal.

Les battements du cœur sont tumultueux et irréguliers ; le pouls petit filiforme marque 160 pulsations par minute. La température rectale est de 37°,6.

L'urine, qu'on s'est procurée en sondant l'enfant, traitée par la chaleur et l'acide nitrique, reste parfaitement limpide.

On prescrit l'électrisation du pneumogastrique, un pôle sur le cœur, l'autre sur la région moyenne et latérale du cou, au devant du sterno-mastoïdien.

L'application est faite trois fois dans la journée, à 10 heures, à 1 heure et à 4 heures. A ce moment, l'état s'est sensiblement aggravé ; la respiration, par moments très fréquente, présente des pauses de plusieurs secondes ; le pouls à peine sensible ne peut plus se compter, et l'enfant succombe à 5 heures.

Autopsie pratiquée trente-neuf heures après la mort. On trouve, dans les cavités droites du cœur, des caillots noirs, mous, sans adhérence ; l'endocarde et les parois ne sont pas malades.

Tous les autres organes, y compris le système nerveux, paraissent sains.

Cette observation ne diffère de la précédente que par le peu de gravité de l'angine du début, le peu d'intensité de la paralysie consécutive, et par l'apparition de convulsions. Ces dernières auraient pu faire naître l'idée d'urémie, si l'analyse des urines et au surplus l'autopsie n'avait démontré surabondamment la parfaite intégrité des reins.

Elle a démontré une fois de plus qu'il n'y a aucun rapport entre le degré de l'angine et la paralysie du voile du

palais et l'apparition des symptômes paralytiques du pneumogastrique.

Observation VI. — Angine légère; croup avec accès de suffocation ;
paralysie peu sérieuse du voile du palais ; paralysie cardiaque et
pulmonaire durant quinze jours ; mort.

Il s'agit d'un petit garçon de 6 ans, nommé Jean Kell..., entré dans
le pavillon Bretonneau, le 8 mai 1880, au lit n° 6. Cet enfant est habituellement bien portant et a été vacciné avec succès. On accuse chez
lui comme seule maladie antérieure, la rougeole, à l'âge de 3 ans. Il a été
pris le 6 mai de fièvre et de raucité de la voix et de la toux.

7 mai. Il eut du tirage cervical et des accès de suffocation. On lui
administre un premier vomitif. Les parents l'amènent à l'hôpital
Trousseau ; le lendemain, 8 mai, au matin, on le trouve assis sur son
lit, cyanosé, avec un tirage sus-sternal des plus prononcés. Temp.
R. 39°.

À 5 heures du soir, nouveau vomitif. La médication fit son effet sans
que l'enfant rejetât de fausses membranes. D'ailleurs en examinant la
gorge, on voit les amygdales et le voile du palais tapissés de plaques
grises assez épaisses. A 8 heures du soir, le tirage est tellement
augmenté et les accès de suffocation se rapprochent à tel point, qu'on
est obligé de pratiquer la trachéotomie. L'enfant est immédiatement
soulagé.

Le 9. L'état général est satisfaisant; à l'auscultation, on entend
nettement le murmure vésiculaire dans toute l'étendue des deux poumons. L'enfant rejette par la canule un mucus clair et filant, mais pas
de débris de fausses membranes. Temp. R. 38°,3. Pas trace d'albumine
dans les urines.

Le 12. L'enfant est dans un état excellent. Temp. R. 38°. Cependant
il ne peut se passer de canule même pendant une demi-heure. L'appétit est très médiocre ; l'auscultation ne révèle toujours aucun bruit mor-
bide dans les poumons.

Le 15. La voix est légèrement nasonnée ; les aliments liquides re
fluent en partie par le nez. A l'inspection, le voile du palais est légèrement flasque.

Le 16. Les symptômes paralytiques se sont légèrement améliorés.

Le 17. Le petit malade porte souvent la main à son ventre ; il se plaint
de coliques dont il est difficile de préciser le siège. L'enfant est très
pâle, les lèvres sont bleuâtres, mais d'une teinte complètement diffé-

rente de celle des muqueuses que l'observe dans les maladies organiques du poumon et du cœur. Il mange très peu et vomit souvent le peu qu'il prend. La respiration est assez fréquente ; l'examen du thorax est négatif. Température R. 38°. Pouls 120.

Le 22. L'état n'a pas sensiblement varié, toutefois la dyspnée est devenue plus intense ; l'enfant est très agité ; son cœur bat d'une façon désordonnée ; le pouls est à 128, la température R. à 38°2. Nouve examen des urines qui ne se troublent pas davantage par les réactifs de l'albumine.

Le 27. Pendant les cinq jours qui viennent de s'écouler, les symptômes ne se sont pas modifiés sensiblement ; le pouls toujours petit et irrégulier est à 132.

Le 30. L'enfant s'amaigrit et pâlit de plus en plus : il ne prend d'autre aliment qu'un peu de lait et encore le vomit-il presque constamment. Il est presque impossible de percevoir les pulsations de la radiale ; les bruits du cœur sont très sourds mais ne sont pas altérés dans leur timbre. La dyspnée est excessive, mais on n'entend pas de râles à l'auscultation.

Le malade meurt le 31 dans une extrème agitation. L'*autopsie* a lieu vingt-quatre après la mort ; les poumons sont sains, à part un peu d'emphysème sur le bord antérieur ; le cœur ne présente aucune altération de sa partie musculaire. Dans les cavités droites il existe quelques caillots noirs, sans adhérence avec les parois. On trouve sous l'endocarde du ventricule droit quelques suffusions sanguines.

Le cerveau est assez pâle dans la région fronto-pariétale mais la base légèrement congestionnée.

La partie cervicale du pneumogastrique a été enlevée et examinée histologiquement par notre excellent ami le Dr Hermann, préparateur de M. Robin. Il n'a pas trouvé de grosses lésions, mais personne n'ayant fait de travail spécial sur la structure normale de ce nerf, il n'est pas possible pour le moment d'en connaître les altérations de texture difficilement appréciables.

Il résulte de ces faits, qu'exceptionnellement la paralysie diphthéritique du pneumogastrique peut n'entraîner la mort qu'au bout d'un temps assez long, quinze jours dans le cas présent. Non pas que cette longue durée nous fasse croire un seul instant que la lésion anatomique puisse être différente, mais, comme nous prévoyons que d'autres médecins pourront en rencontrer d'analogues, il nous a semblé préférable de la détacher des autres au point de vue clinique.

Nous ferons remarquer, en outre, que de toutes les paralysies de la dixième paire que nous avons personnellement rencontrées, c'est la seule qui soit consécutive à la trachéotomie. Sous ce rapport, nous ne connaissons que deux observations analogues prises dans le service de M. Bergeron et résumées dans la thèse de Gerlier, en 1866 : les symptômes présentés par les malades étaient absolument identiques à ceux que nous venons décrire.

OBSERVATION VII. — Observation recueillie dans le service de M. Archambault, par M. Lalesque, interne des hôpitaux.

Stomatite ulcéreuse ; angine diphthéritique ; paralysie du voile du palais ; mort subite.

Le nommé L... (Auguste), âgé de 7 ans, entre à l'hôpital des Enfants-Malades, salle Saint-Louis, lit n° 8, le 15 février 1881. Cet enfant, d'une constitution chétive, est atteint d'une stomatite ulcéreuse dont les débuts remonteraient à cinq ou six jours. La marche exacte du début de la maladie, ses causes, nous restent entièrement inconnues faute de renseignements précis.

A l'entrée, on constate sur la langue, vers la pointe, trois petites ulcérations peu profondes ; les bords en sont assez nets, le fond grisâtre, la périphérie très rouge. Aux alentours la muqueuse est partiellement dépouillée de son épithélium. Sur les lèvres, et plus particulièrement aux commissures et à la lèvre inférieure, on remarque des ulcérations de même nature. La lèvre inférieure, dans sa partie muqueuse, présente une tuméfaction sensible. L'alimentation par les solides est douloureuse, par cela même impossible. La parole est très gênée, du fait de l'immobilisation voulue des lèvres.

Rien sur le voile du palais et les amygdales. Fièvre légère.

Traitement. — Gargarisme et collutoire au chlorate de potasse ; trois fois par jour cautérisations avec du jus de citron ; alimentation exclusive par le lait et le bouillon.

1er mars. — L'enfant était guéri de sa stomatite depuis cinq jours, quand, dans la nuit du 28 février au 1er mars, il fut pris d'accidents du côté de la gorge.

Gai jusqu'alors, il est abattu, triste ; il se plaint de souffrir dans le cou et d'avoir de la difficulté pour avaler.

Les amygdales sont notablement tuméfiées, rouges ; sur chacune d'elles on aperçoit une fausse membrane d'une coloration grisâtre, peu épaisse, de la dimension d'une pièce de 50 centimes.

Rien dans le pharynx ; rien sur le voile du palais.

Le larynx est indemne ; les bronches et les poumons sont sains.

Pas d'albumine dans les urines.

Fièvre légère.

Traitement. — Chlorate de potasse.

7 mars. La guérison est complète ; il n'y a plus aucune trace de fausses membranes, soit sur les amygdales, soit sur la luette, qui au cours de la maladie était devenue le siège d'une petite plaque diphthéritique ; la tuméfaction a disparu, seule la rougeur persiste.

La fièvre est tombée ; l'enfant mange et dort ; il joue.

10 mars. Paralysie du voile du palais : les aliments liquides ressortent par les fosses nasales ; la voix est très nasillarde.

Pas de fièvre. État général excellent.

13 mars. A la visite du matin, le petit malade nous paraît dans les meilleurs conditions. La paralysie du voile du palais ne s'est pas accentuée, et, si l'enfant prend quelques précautions, il peut boire sans rejet par les fosses nasales. Il n'a pas de fièvre. Dans l'après-midi, à 4 heures, il est un peu abattu. Il mange un peu, mais bientôt après vomit ses aliments. Il pâlit rapidement et meurt cinq minutes après.

Nécropsie faite le 15 mars au matin. L'examen porte principalement sur le cœur. La cavité péricardique renferme environ 150 grammes d'une sérosité claire, transparente. Pas trace d'un processus inflammatoire quelconque.

Le cœur est mou, non augmenté de volume. Dans le ventricule droit, on trouve un cailllot de la grosseur du petit doigt, d'une coloration gris jaune, adhérent au sommet de la cavité ventriculaire et aux cordages tendineux. La résistance et ses adhérences sont telles qu'en le saisissant entre les doigts on arrive à soulever la masse cardiaque sans qu'il se déchire. Il se prolonge dans l'artère pulmonaire, se bifurque comme elle, et il est aisé de retrouver ses prolongements jusque dans les ramifications de second et de troisième ordre de l'artère pulmonaire ; partout il affecte les mêmes caractères : coloration jaune, résistance.

Dans le ventricule gauche, on retrouve un caillot à peu près analogue, moins volumineux, toutefois aussi adhérent, mais ne se prolongeant pas au delà de la valvule sigmoïde.

Les coronaires ont leur lumière entièrement libre.

Poumons : congestionnés à la base, crépitent, surnagent. Estomac sain.

Encéphale. Rien d'anormal ; pas d'altérations vasculaires. Les méninges sont saines.

Les reins sont mous et pâles ; toute la substance en est décolorée.

Il n'est pas douteux que ce cas est absolument identique à nos autres observations. Quant aux caillots que l'on a trouvés dans le cœur, ils n'ont aucun des caractères de ceux qui se forment avant la mort.

OBSERVATION VIII.

Enfin, voici le résumé d'une observation que nous devons à l'obligeance des D⁲ Piquantin et M. Raynaud, médecin de l'hôpital la Charité. Ce cas a été observé dans la pratique civile, aussi l'autopsie n'a-t-elle pas été faite.

Angine diphthéritique ; croup ; paralysie du voile du palais ;
mort subite.

Il s'agit d'une petite fille âgée de 3 ans et demi, jouissant d'une très belle santé jusqu'ici. Elle a été prise de tous les symptômes d'une angine diphthéritique très tenace et d'un croup de moyenne intensité.

Sous l'influence du traitement classique, les symptômes de l'angine et des accidents laryngés s'amendèrent très rapidement.

Dix jours après le début de la maladie apparurent les signes d'une paralysie légère du voile du palais.

Trois jours après, elle devint subitement d'une pâleur excessive ; les battements du cœur étaient tumultueux, le pouls à 130. A l'auscultation aucun bruit anormal ne fut entendu.

Urines rares contenant beaucoup d'albumine.

Elle eut six syncopes dont la dernière fut très longue ; enfin elle mourut 24 heures après le début des accidents cardiaques.

Pas de dyspnée, pas de râles dans la poitrine.

Pendant tout le temps que durèrent les symptômes de la paralysie du pneumogastrique, l'enfant refusa toute nourriture.

Elle n'a jamais présenté de douleurs abdominale, ni de vomissements.

Cette observation, remarquable malgré sa brièveté et l'absence d'autopsie, nous semble être un cas typique ne pouvant s'expliquer que par la paralysie isolée de la branche cardiaque du pneumogastrique, que l'absence d'accidents pulmonaires ne permet pas de rattacher à une altération bulbaire. Elle se rapproche des observations de Billard et G. Marchant, et n'en diffère que par la terminaison fatale.

ANATOMIE ET PHYSIOLOGIE PATHOLOGIQUE.

Le premier travail paru sur l'anatomie pathologique est celui que Charcot et Vulpian présentèrent à la Société de biologie en 1862. Comme il ne se rapporte qu'à la paralysie du voile du palais, nous n'en citerons que les résultats. « Dans les nerfs du voile du voile du palais, certains filets nerveux sont constitués par des tubes entièrement vides de matière médullaire. De distance en distance, on voit sous le névrilème des corps granuleux dont quelques uns sont elliptiques, pourvus d'un noyau, bien distincts, et d'autres plus allongés semblent dépourvus de noyaux. Les filets nerveux altérés à ce degré sont rares. La plupart ne sont que partiellement altérés ; ils sont composés de tubes nerveux de deux ordres. Dans les uns la matière médullaire est complètement intacte, dans les autres la matière médullaire est devenue granuleuse.

En 1867, Bühl trouve dans le cerveau des extravasations sanguines avec ramollissement. Dans les racines rachidiennes et dans les ganglions spinaux, il trouve dans le tissu conjonctif qui sépare les tubes nerveux des corps nucléaires absolument semblables à ceux qu'on trouve dans les fausses membranes.

En 1869, Lorain et Lépine confirment les travaux de Charcot et Vulpian.

En 1871, Œrtel décrit des extravasations sanguines dans l'arachnoïde, des noyaux infiltrés dans les cornes antérieures, dans les gaînes des nerfs, et un exsudat croupal dans le canal de la moelle.

En 1872, Liouville, cité dans la thèse de Bailly, trouve dans le nerf phrémique les lésions décrites par Charcot et Vulpian dans les nerfs palatins.

A la même époque, Leyden, cité par Sénator, publie un mémoire qui est, selon nous, d'une grande valeur, car il constate les lésions matérielles de la névrite ascendante.

En même temps, Roger et Damaschino constatent, dans quatre autopsies, les lésions suivantes consignées dans la thèse d'agrégation de Rathery (1875). « Les nerfs présentent un état d'atrophie marquée des tubes nerveux. Cette atrophie tient à la disparition partielle de la myéline, qui, en certains points, paraît granuleuse. Les cylindres d'axe ont conservé leur aspect normal. »

En somme, jusqu'en 1878, deux espèces de lésions ont été rencontrées : 1° lésions de névrite ascendante, 2° lésions centrales.

A partir de ce moment, M. Pierret signale une troisième catégorie d'altérations du côté des méninges. Dans un cas, cité par Sainclair dans sa thèse, et où le malade a présenté pendant les deux jours qui ont précédé sa mort tous les symptômes qu'on a pu lire dans nos observations, on a trouvé à l'autopsie des plaques de méningite disséminées

sur le bulbe et la moelle avec endo et péninévrite des racines nerveuses correspondantes.

Enfin, en 1878, paraît le travail de Dejérine qui décrit
une névrite parenchymateuse des racines antérieures et
des *nerfs intra-musculaires*, l'intégrité des racines posté-
rieures, des altérations légères de la substance grise de la
moelle et l'intégrité de la substance blanche.

Tout récemment, dans un travail paru dans le journal
de l'Anatomie et de la Physiologie, M. Gaucher fait observer que les lésions du système nerveux dans la paralysie diphthéritique ne sont pas constantes, qu'elles ne sont
pas toujours les mêmes. Dans l'un des deux cas qu'il a
étudiés, il a trouvé dans quelques tubes nerveux la disparition totale de la myéline avec multiplication considérable et augmentation de volume des noyaux de la gaine de
Schwann.

Telles sont les maigres données que nous fournit l'his-
tologie dans l'étude de cette importante question.

Ce n'est donc pas sur ces faits que nous pouvons baser
l'interprétation des symptômes qui amènent la mort subite
dans la convalescence de la diphthérie. La physiologie pathologique de ces signes a paru intéressante à un grand
nombre de médecins ; tous ont cherché à les interpréter,
mais les hypothèses auxquelles ils se sont arrêtés peuvent se diviser en deux classes. Pour les uns, ce sont des
symptômes cardiaques qui amèneraient la mort; pour les
autres, ce sont des symptômes nerveux.

La théorie cardiaque peut se subdiviser en deux catégo-
ries suivant que l'on admet une altération du contenant
(muscle ou endocarde), ou bien que l'on admet l'existence
de la thrombose du cœur.

La théorie nerveuse compte aussi deux classes de partisans, ceux qui reconnaissent les altérations du bulbe ou

des méninges péribulbaires, et ceux qui se rallient à l'hypothèse de la névrite ascendante.

Nous allons successivement passer en revue les arguments présentés par tous ces médecins et nous nous arrêterons à l'explication qui nous paraît la plus rationnelle et la seule capable de rendre compte des faits que nous avons eu l'occasion d'observer.

Les auteurs qui admettent des lésions du cœur et de sa paroi interne sont surtout MM. Bouchut et Lagrave. Ils prétendent avoir rencontré très souvent les infiltrations sanguines dans le muscle ainsi que la stéatose. Cette lésion, si rare dans la diphthérie, se rencontre plus souvent dans différentes autres maladie aiguës, fièvre typhoïde, variole, etc.; nous ne nions pas que dans certains cas d'une rareté excessive elle ne puisse être invoquée comme cause de mort subite dans la diphthérie. Nous ferons observer que c'est dans la période aiguë de certaines maladies qu'on rencontre cette stéatose.

M. Lagrave a rencontré l'endocardite aiguë dans 40 autopsies ; avec M. Bouchut, il est le seul médecin à l'avoir trouvée. Etant donné qu'on ne saurait contester ni l'honnêteté, ni la valeur de M. Lagrave, on est à se demander comment il a pu commettre une erreur si considérable. Sur quels signes s'est-il appuyé ? La rougeur générale ou partielle de l'endocarde, mais toujours d'une teinte très sombre, est attribuée par lui à l'inflammation aiguë de cette membrane. Or, tous les médecins qui ont constaté ces colorations sont unanimes à admettre que c'est tout simplement un phénomène cadavérique. Il signale ensuite des végétations mamelonnées siégeant habituellement sur la valvule mitrale. Elles sont souvent nacrées et fibreuses. M. Parrot a démontré surabondamment que l'organisation elle-même de ces saillies et leur présence aux autopsies les plus variées, quelle que fût d'ailleurs la maladie ayant entraîné la mort, ne pouvaient laisser aucun doute sur leur origine, et que c'est pendant les premiers temps de la vie, ou même pendant la vie intra-utérine, que ces hémato-nodules prennent naissance.

La réfutation de la doctrine de l'endocardite entraine naturellement la non-existence de l'embolie pulmonaire, et par suite, la mort subite dans la convalescence de la diphthérie ne peut trouver aucune explication dans les idées de MM. Bouchut et Labadie-Lagrave.

La seconde opinion, celle de la thrombose, s'appuie sur les travaux d'un nombre considérable d'auteurs.

Ils admettent que les caillots trouvés dans les cavités droites du cœur sont formés pendant la vie et jouent un rôle important dans la production de la mort subite. Le premier argument qui soit à examiner, c'est de savoir si, oui ou non, ces caillots se sont formés pendant la vie. Il existe chez ces petits sujets deux espèces de caillots ; les premiers sont jaunâtres dans leur partie supérieure et dans les prolongements qu'ils peuvent envoyer dans les vaisseaux ; ils sont au contraire noirs et cruoriques dans leur partie inférieure. Cette structure seule démontre qu'ils se sont formés après la mort, et que les globules du sang se sont portés vers la partie la plus déclive, tandis que la masse fibrineuse est restée dans les prolongements. Les caillots de la deuxième espèce sont purement fibrineux ; ils sont intriqués dans les colonnes charnues du cœur et envoient des prolongements dans les artères ou dans l'oreillette ; ils ne contiennent que des fibrilles sans aucune granulation, et ne paraissent pas être nés à des moments différents. Un seul fait prouve que des caillots se sont formés pendant la vie, c'est l'adhérence aux parois du cœur, qui se fait sur une surface déchiquetée et rendue irrégu-

Gulat.　　　　　　　　　　　　　　　　4

lière par l'endocardite, en un mot, une véritable adhérence
et non pas l'enchevêtrement de petits caillots entre les colonnes charnues. Or, la vérité c'est que l'endocardite et
l'adhérence dont nous parlons n'ont jamais été montrées
une seule fois chez les individus qui sont morts pendant
la convalescence de la diphthérie.

D'autre part, on n'a pas encore démontré, jusqu'à présent, que la thrombose cardiaque soit une maladie curable,
et les observations de Billard, de G. Marchant et bien
d'autres prouvent la curabilité des accidents cardiaques.
Bien plus, les travaux de Duchenne ont démontré que le
meilleur moyen d'amener cette guérison est l'électrisation
appliquée avec persévérance.

Comme tout le monde sait que pour guérir un ané-
vrysme, on emploie l'électricité pour provoquer des caillots dans un vaisseau, il serait au moins bizarre que cette
même électricité pût dissoudre des caillots quand on
l'emploie pour l'organe central de la circulation. .

Au surplus, des caillots absolument analogues se rencontrent chez la plupart des individus qui meurent de maladies, cardiaques ou pulmonaires, se terminant par une
agonie prolongée. Ils ne sont donc pas en rapport avec les
symptômes si particuliers de la mort subite dans la paralysie diphthéritique.

La théorie de la thrombose cardiaque, avec ou sans endocardite préalable, qui a été en vogue pendant une quinzaine d'années, ne repose donc sur aucune donnée anatomique sérieuse, et est absolument contraire à tous les faits
cliniques. Elle est complètement abandonnée aujourd'hui
par toutes les autorités médicales, qui, au début, la sou-
tenaient avec le plus d'ardeur.

Deux opinions sont en présence dans la théorie nerveuse,
une admettant une lésion centrale, l'autre une lésion

périphérique. Toutes deux voudraient se disputer l'autorité de MM. Charcot et Vulpian, car, disent les partisans
de la théorie centrale, si ces auteurs ont trouvé des altérations des nerfs du voile du palais, c'est qu'au moment de
l'apparition de leur travail, on n'avait encore ni l'habitude
ni les moyens d'examiner le bulbe dans tous ses détails. Ils
s'appuyent sur le travail de Déjerine qui a trouvé quelques
altérations légères des cornes antérieures de la moelle.
Quant aux lésions méningitiques, ils les considèrent
comme secondaires, et pensent que, dans ce cas, en cherchant bien, on trouvera des altérations de myélite bulbaire.

M. Landouzy déclare que le début des accidents, paralytiques par la gorge ne prouve rien en faveur de la théorie
de la névrite ascendante. Nous sommes absolument de son
avis, mais non pour les mêmes motifs. Partisan convaincu
de la théorie des microbes de M. Pasteur, nous pensons
que c'est presque toujours par les amygdales ou quelque
point voisin que se fait le premier contact des germes avec
le malade, et nous croyons que c'est là la raison pour
laquelle le voile du palais est d'abord atteint.

Sans vouloir nous attarder à la pathologie expérimentale, nous devons à la vérité d'attester que Friedreich et
Leyden et, plus tard, Tiesler et Feinberg, irritant les nerfs
sur des chiens ou des lapins, n'ont jamais constaté, de
lésion du bout central, et cependant la moelle était ra-
mollie. Rœssingh, en répétant les mêmes expériences, n'a
pas trouvé non plus d'altération médullaire. C'est à ce
moment que Hayem a provoqué des névrites avec propagation à la moelle, mais il a démontré que la propagation se
faisait, non pas dans le nerf lui-même, mais le long de sa
gaîne, dans le tissu conjonctif.

Enfin, Eichorst a démontré au-delà de toute évidence

l'existence de la névrite ascendante. Si nous nous en rapportons maintenant à la clinique pure dont la valeur est autrement sérieuse, parce que les faits sont observés, non pas sur des chiens, mais sur l'espèce humaine, la théorie centrale ne nous paraît pas admissible. En voici les preuves : si on admettait une altération du bulbe, elle siégerait au niveau de l'origine du pneumo-gastrique et du spinal. Or, ces nerfs se rendent au cœur, aux poumons et aux organes abdominaux ; on n'observerait donc jamais de symptômes cardiaques ou pulmonaires isolés. Mais les observations de Billard et de Marchant démontrent qu'on peut observer des symptômes de syncope, de palpitation, d'irrégularité du pouls, alors que la respiration reste pure et régulière. De même, une observation de Duchesne de Boulogne, que nous avons reproduite, prouve que le poumon peut-être atteint sans retentissement du côté du cœur.

Dans ces cas, l'explication est, au contraire, très facile si l'on accepte la théorie de la névrite du côté des branches terminales du pneumo-gastrique après son union avec la branche interne du spinal. Elle rend mieux compte aussi de la guérison qui survient dans certains cas, car en clinique, on n'a pas encore, jusqu'à présent, admis que les lésions inflammatoires ou les dégénérescences du bulbe soient des affections curables.

On pourra cependant objecter un petit point de détail, c'est que la paralysie du pneumo-gastrique, nerf modérateur du cœur, doit amener la fréquence du pouls, et que dans quelques observations, on a constaté le ralentissement. Cette objection est précisément une confirmation de notre théorie. En effet, avant que la névrite soit arrivée à la destruction fonctionnelle du nerf, il y a une période d'excitation, c'est alors que l'hyperactivité de la dixième paire peut amener le ralentissement et même l'arrêt syncopal du cœur. Tant que les lésions restent à ce degré, la maladie peut rétrograder et guérir. Au contraire, quand de véritables symptômes paralytiques avec accélération du pouls se manifestent, l'affection est mortelle. D'ailleurs, l'électrisation du pneumo-gastrique produit, selon Duchenne, au début, des résultats remarquables; que pourrait-elle donner contre des altérations bulbaires ?

Un autre point nous semble remarquable c'est que, si le noyau d'origine du pneumo-gastrique et du spinal sont atteints (car il faut que les deux le soient pour expliquer la paralysie cardio-pulmonaire), pourquoi n'a-t-on pas signalé la paralysie du trapèze et du sterno-mastoïdien, innervés par la branche externe de la onzième paire ? pourquoi n'a-t-on pas signalé également la paralysie du grand hyplogosse et du facial dont les noyaux d'origine sont si près de ceux de la dixième et de la onzième paire ? M. Landouzy, qui a pressenti probablement cette objection, a dit, dans sa thèse, en décrivant les symptômes qui précèdent la mort subite dans la convalescence de la diphthérie, qu'il y avait une grande ressemblance entre nos petits malades et les gens atteints de paralysie glosso-labio-laryngée. Nous ignorons sur quel symptôme commun. M. Landouzy se fonde pour faire ce singulier rapprochement, à moins qu'il n'ait voulu faire allusion aux troubles respiratoires auxquels on succombe à la fin de la paralysie glosso-labio-laryngée ; dans ce cas il vient tout simplement confirmer notre dire.

On nous objectera peut-être que, dans la paralysie glosso-labio-laryngée les troubles dyspnéiques paraissent au bout d'un temps très long et que, de même, si la paralysie diphthérique durait plus longtemps, on pourrait constater des symptômes glosso-labio-laryngés. Cette contradiction est sans fondement puisque les symptômes cardio-pulmonaires ont une marche suraiguë. D'ailleurs il nous paraît très possible que, dans les cas qui traînent, la lésion puisse remonter dans le bulbe et y déterminer une altération secondaire.

Pour nous, les symptômes cardio-pulmonaires ne peuvent s'expliquer que par une altération du nerf peumogastrique après son union avec la branche interne du spinal.

Bien longtemps avant les travaux de MM. Charcot et Vulpian, Gubler avait annoncé qu'on trouverait des altérations des nerfs palatins dans la paralysie du voile. Sans vouloir nous comparer à ce maître éminent, nous croyons fermement que d'ici peu on trouvera des lésions du pneumogastrique dans la paralysie cardio-pulmonaire.

TBAITEMENT.

Le traitement des accidents cardio-pulmonaires est à peu près aussi simple que généralement inefficace. Il consisté dans la fadarisation de la région précordiale, un pôle étant appliqué sur la région elle-même, l'autre au devant du sterno-mastoïdien, à la partie moyenne du cou. Lorsque la dyspnée est considérable, Duchenne conseille de faradiser la partie postérieure du thorax. Ce traitement pour être utile doit être répété fréquemment. Le médecin ne doit quitter son malade que quand les symptômes se sont amendés. En outre, cette amélioration ne s'obtient jamais que quand on attaque le mal dès la première apparition des palpitations cardiaques, de l'état syncopal et du ralentissement du pouls. Telle est, du moins, l'opinion de M. Duchenne (de Boulogne) qui a pu enrayer les accidents et même obtenir un cas de guérison. Le D' Billard, au contraire, qui a opéré sur lui-même, prétend que l'électrisation n'a fait qu'aggraver son état; il dit quela réparation alimentaire est le seul procédé efficace. Malheureusement chez les enfants, et surtout dans les cas sérieux cette alimentation est complètement impossible, parce que les malades refusent les aliments et qu'ils vomissent le peu qu'ils en prennent. On peut bien essayer de leur administrer des lavements alimentaires, mais le bénéfice qu'ils en retirent est très douteux.

En même temps que l'électrisation, on emploiera à l'intérieur du rhum à doses assez élevées ; si le rhum n'est pas supporté, le remplacer par des vins généreux.

Le point capital, à notre avis, c'est la faradisation méthodique du pneumogastrique, à condition qu'on la prolonge avec persévérance, qu'on en répète les séances jusqu'à ce que tout espoir soit perdu ou qu'un mieux sensible se manifeste.

CONCLUSIONS.

1° On observe dans le cours de la paralysie diphthérique, au moment de la convalescence, des symptômes cardio-pulmonaires qui se traduisent par un état syncopal, le ralentissement d'abord, puis l'accélération et la petitesse du pouls, en second lieu par de la dyspnée et l'irrégularité des mouvement respiratoires. Il s'y ajoute d'habitude des douleurs abdominales et des vomissements alimentaires.

2° Ces symptômes apparaissent presque toujours à la suite de la paralysie du voile du palais, et alors que celle-ci a été précédée d'une angine diphthéritique. Dans un cas seulement, nous les avons observés consécutivement à la trachéotomie.

3° Ils sont susceptibles de guérison, mais seulement tant qu'il n'y a que du ralentissement du pouls. Dès que ce dernier est irrégulier et très fréquent, que la dyspnée est intense, tout espoir est perdu.

4° Les symptômes cardiaques et les symptômes pulmonaires sont d'habitude associés. Exceptionnellement on les a trouvé isolés.

5° Leur durée moyenne dépasse rarement quarante-huit heures. Dans une de nos observations les accidents ont durée une quinzaine de jours. Peut-être, si d'autres cas analogues se rencontrent pourrait-on, au point de vue clinique, décrire, à côté de la forme foudroyante, une forme subaiguë.

6° Il ressort de ces faits qu'au point de vue du pronostic, alors qu'une paralysie du voile du palais est en pleine voie de guérison, le médecin doit être très prudent, et ne pas considérer son malade comme hors de danger.

7° **Le seul traitement efficace est** la faradisation méthodique et prolongée de la région précordiale et de la partie postérieure du thorax.

8° Il est surabondamment démontré que les caillots que l'on a trouvés dans bon nombre de cas dans le cœur n'ont rien de spécial à la diphthérie, et que d'ailleurs ils ne se forment pas pendant la vie.

9° La théorie de la mort subite par lésions bulbaires ne rend pas compte de symptômes pulmonaires et cardiaques quand ceux-ci se produisent isolément. Si elle était vraie, des paralysies des nerfs dont les noyaux sont près de ceux de la dixième et de la onzième paire devraient se rencontrer. Jusqu'ici on n'en a pas observé.

10° Nous exprimons la conviction que la mort subite ou rapide dans la convalescence de la paralysie diphthéritique est le résultat d'une altération d'une ou plusieurs branches terminales du nerf vague. Nous pressentons qu'on ne tardera pas à les trouver.

11° Notre thèse inaugurale n'eût-elle pour résultat que de faire étudier par les histologistes les terminaisons du pneumogastrique dans les différents viscères où il se rend, et par suite les altérations de structure de ce nerf, que nous serions largement dédommagé de notre labeur.

INDEX BIBLIOGRAPHIQUE

BAILLY. — Thèse de Paris, 1872.

BARRY — British med. Journal, juillet 1858.

BEAU. — Gazette des hôpitaux, 1858.

BEAU VERDENEY. — Étude critique sur [l'endocardite dans la diphthérie. Thèse de Paris, 1874.

BEVERLEY ROBINSON. — Thése de Paris, 1872.

BILLARD. — Revue médicale française et étrangère, 1864 ; ou Gazette médicale de Paris, 1865.

BISSEL. — Transact. of the med. Society of the State of New-York, 1862.

BOUCHUT et LABADIE-LAGRAVE. — Comptes-rendus de l'Académie des sciences, juillet 1872.

BRIDGER JOHN. — On Diphteria, In med. Times, août 1864.

BUHL. — Einiges über Diphtherie. In Zeitschrift für Biologie, III, 1868.

CHARCOT et VULPIAN. — Comptes-rendus de la Société de biologie, 1862.

DÉJERINE. — Archives de physiol. norm. et path., 1878.

DUCHENNE (DE BOULOGNE). — Traité de l'électrisation localisée.

DUPLESSIS. — Thèse de Paris, 1863.

FEINBERG — Ueber Reflexlähmungen. Berliner Klinik. Wochenschrift, 1871.

GAUCHER. — In Journal de l'Anatomie et de la Physiologie, 1881.

GERLIER. — Thèse de Paris, 1866.

HALLOPPEAU. — Thèse d'agrégation, 1875.

LABADIE-LAGRAVE. — Thèse de Paris, 1873.

LANDOUZY. — Des paralysies dans les maladies aiguës. Thèse d'agrégation, 1880.

LEYDEN. — Ueber Diphthérie in Wirchow's Archiv. Bd LVI, 1872.

LORAIN et LÉPINE. — Article Diphthérie. In nouveau Dict. de méd. et chir. pratiques, 1869.

MAINGAULT. — Thèse de Paris, 1864.

MAGNE. — Thèse de Paris, 1878.

MEIGS. — American Journal of medical Sciences, 1864.

ŒRTEL. — Deutsch. Archiv. für klinische Medicin, VIII, 1871.

PARROT. — Sur les hémato-nodules cardiaques chez les jeunes enfants. In Archiv. de physiologie, 1874.

PERATÉ. — Thèse de Paris, 1858.

RICHARDSON. — Medical Times and Gaz., 8 mars, 1856.

RATHERY. — Thèse d'agrégation, 1875.

ROESSINGH. — Contribution à la théorie de la paralysie réflexe. Anal. in Rev. des sciences médicales, 1874.

ROLLO. — British med. Journal, 1863.

SAINCLAIR. — Contribution à l'étude des paralysies diphthéritiques. Thèse de Lyon, 1880.

SANNÉ. — Traité de la diphthérie, 1877.

SENATOR. — Ueber Diphthérie in Wirchow's Archiv, LVI, 1872.

SMITH. — Medical Times, t. II, 1858.

THOMPSON. — Medical Times, t. I, 1880.

TIESSLER. — Ueber neuritis. Diss. inaug. Kœnigsberg, 1869.

WERNER. — Gazette des hôpitaux de Linz, 1882.

WINKLER. — Die Blutkumpen dann der hautiger Braune. Wien, 1852.

Paris. A. PARENT, imprimeur de la Faculté de Médecine, rue M-le-Prince, 31.